Mukesh Sharma
Pooja Attrey

TENS de alta ou baixa frequência - O que funciona melhor?

AF551154

Mukesh Sharma
Pooja Attrey

TENS de alta ou baixa frequência - O que funciona melhor?

Uma gestão baseada em evidências da osteoartrite do joelho

ScienciaScripts

Imprint

Any brand names and product names mentioned in this book are subject to trademark, brand or patent protection and are trademarks or registered trademarks of their respective holders. The use of brand names, product names, common names, trade names, product descriptions etc. even without a particular marking in this work is in no way to be construed to mean that such names may be regarded as unrestricted in respect of trademark and brand protection legislation and could thus be used by anyone.

Cover image: www.ingimage.com

This book is a translation from the original published under ISBN 978-620-2-30483-2.

Publisher:
Sciencia Scripts
is a trademark of
Dodo Books Indian Ocean Ltd. and OmniScriptum S.R.L publishing group

120 High Road, East Finchley, London, N2 9ED, United Kingdom
Str. Armeneasca 28/1, office 1, Chisinau MD-2012, Republic of Moldova, Europe
Managing Directors: Ieva Konstantinova, Victoria Ursu
info@omniscriptum.com

Printed at: see last page
ISBN: 978-620-8-60857-6

Copyright © Mukesh Sharma, Pooja Attrey
Copyright © 2025 Dodo Books Indian Ocean Ltd. and OmniScriptum S.R.L publishing group

ÍNDICE DE CONTEÚDOS

RESUMO

Antecedentes: A TENS é uma intervenção não farmacológica comummente utilizada para a gestão da dor. No entanto, o papel que desempenha na dor, bem como noutros parâmetros, continua a ser uma dúvida. **Objetivo**: Comparar os efeitos da TENS de alta e baixa frequência em doentes com osteoartrite do joelho**:** Desenho experimental **Fonte de recolha de dados:** Hospitais não governamentais, Yamunanagar. **Métodos:** 45 doentes diagnosticados com osteoartrite do joelho que cumpriam os critérios de inclusão foram incluídos no estudo e distribuídos aleatoriamente por três grupos: O Grupo 1 recebeu HF TENS, o Grupo 2 recebeu LF TENS, o Grupo 3 recebeu Placebo TENS juntamente com o protocolo convencional de fisioterapia de fortalecimento. O tratamento foi efectuado durante 2 semanas. As medidas de resultados PPT, TUG, WOMAC e NPRS foram avaliadas antes do início do protocolo de tratamento (dia 0), no final da primeira semana e depois no final do tratamento*, ou seja, nos* dias 0, 7 e 14. **Resultados:** Verificou-se uma diminuição significativa da dor em repouso com HF TENS, LF TENS e placebo TENS. Tanto a TENS HF como a TENS LF produziram uma melhoria significativa na PPT e nas capacidades funcionais, conforme observado pelo WOMAC e pelo TUG, em comparação com o grupo placebo. No entanto, não se registou uma diferença significativa entre o efeito do HF e do LF TENS em doentes com OA do joelho. **Conclusão:** Embora não tenha havido diferenças significativas entre os efeitos da TENS de alta e baixa frequência em pacientes com OA de joelho. Mas ambos podem ser utilizados na gestão da dor em repouso e durante tarefas funcionais em doentes com OA do joelho, uma vez que ambos demonstraram uma melhoria significativa da dor, da rigidez e das capacidades funcionais.

PALAVRAS-CHAVE: Osteoartrite, TENS,TUG, WOMAC,PPT,NPRS

Capítulo 1

1. INTRODUÇÃO

A osteoartrite é uma doença degenerativa crónica que afecta principalmente a cartilagem articular das articulações sinoviais e que se caracteriza por dor, inchaço e rigidez durante menos de 30 minutos, crepitação, aumento ósseo, limitação de movimentos, instabilidade e sensibilidade.

A osteoartrite é a doença articular mais comum, cuja prevalência aumenta com a idade. Na faixa etária dos 14-15 anos, apenas 3% dos homens e 2% das mulheres são afectados; na faixa etária dos 45-54 anos, 25% da população masculina e 30% da população feminina sofrem de OA e, acima desta idade, 65% dos homens e 68% das mulheres são afectados. O rápido aumento da percentagem de pessoas com mais de 55 anos de idade significa que a OA está a tornar-se um importante problema de saúde pública, afectando cerca de 40 milhões de pessoas. Na Índia, a prevalência da osteoartrite nas zonas rurais é inferior à prevalência da osteoartrite nas zonas urbanas. A baixa prevalência da OA nos idosos das zonas rurais pode dever-se a diferenças no seu estilo de vida. Os idosos das zonas rurais são geralmente mais móveis, têm menos obesidade do que os idosos das zonas urbanas e têm melhores interações sociais que os ajudam a desviar a atenção dos sintomas.

De acordo com estudos anteriores, a osteoartrite do joelho é uma das cinco principais causas de incapacidade física em homens e mulheres idosos não institucionalizados. A osteoartrite do joelho é a terceira em frequência, atrás da da coluna vertebral e da anca, e tem um custo mais elevado e mais incapacidade associada do que a OA de qualquer outra articulação. Por conseguinte, Lawrence revela que a OA do joelho foi a segunda causa (depois das doenças cardiovasculares) de incapacidade permanente em pessoas com mais de 50 anos de idade. Atualmente, 80% das pessoas afectadas pela OA do joelho já referem ter alguma limitação de movimento e 20% referem não ser capazes de realizar as principais actividades da vida diária; sendo que 11% do total da população afetada refere a necessidade de cuidados pessoais.

Os elevados custos associados ao tratamento desta deficiência aumentam a necessidade de nos concentrarmos em formas de prevenir o desenvolvimento e a progressão da OA do joelho utilizando intervenções de baixo custo.

FACTORES PREDISPONENTES :

1. **Idade** - Com o aumento da idade (> 45 anos), a degeneração fisiológica começa nas articulações que suportam o peso, como o joelho, bem como nos tecidos moles. O efeito do aumento da instabilidade mecânica secundária sobreposta às cartilagens articulares degeneradas da articulação do joelho pode resultar em OA do joelho.
2. **Género** - Em geral, verificou-se que a OA do joelho é mais prevalente nos homens do que nas mulheres, mas após a menopausa as mulheres são mais propensas devido à osteoporose fisiológica induzida pelas hormonas.
3. **Factores** sistémicos - Factores sistémicos como o nível elevado de ácido úrico sérico, proteína C reactiva, hipertensão, todos juntos ou individualmente, voltam a acelerar a degeneração dos tecidos moles, aumentando as hipóteses de OA do joelho.
4. **Factores mecânicos** - os factores enumerados abaixo aumentam o desgaste da articulação do joelho devido a tensões anormais e tornam-na mais suscetível à OA.
   i) Hiperlaxidade articular
   ii) Sobreutilização mecânica
   iii) Obesidade.

TIPOS DE OSTEOARTRITE DO JOELHO

A osteoartrose do joelho pode geralmente ser de dois tipos:

1) OA primário

2) OA secundário

CAUSAS DA OSTEOARTRITE DO JOELHO

1) **A osteoartrite primária** é também conhecida como osteoartrite idiopática e, devido à idade, resulta geralmente de tensões anormais exercidas sobre o joelho em posições de suporte de peso, devido a várias razões, como uma postura incorrecta ou longas horas de trabalho em posições de suporte de peso.

2) **Osteoartrite secundária**, a causa é outra doença ou condição, como por exemplo

a) **Pós-traumática:** As alterações degenerativas desencadeadas após um traumatismo podem resultar em osteoartrite.

b) **Doenças congénitas ou de desenvolvimento:** Muitos subfactores, como os mencionados abaixo, podem ser a razão da osteoartrite.

i. Localizada-

1. **Factores mecânicos ou locais: por** exemplo, comprimento desigual dos membros, deformidade extrema em valgo/varus, escoliose.
2. **Doença da anca - por exemplo**, doença de Perthes, HCD, epífise femoral deslizante.

ii. Generalizada-

1. Doença metabólica - por exemplo, doença de Gaucher
2. Doenças dos ossos e das articulações - por exemplo, necrose avascular, artrite gotosa, artrite séptica, doença de Peget, osteoporose, osteocondrite.
3. Doenças endócrinas: por exemplo, diabetes mellitus, acromegalia, hipo/hipertiroidismo.
4. Artrite reumatoide anterior.
5. Obesidade
6. Displasia óssea - por exemplo, displasia epifisária.

PATOLOGIA-

A OA afecta principalmente a cartilagem articular. Uma cartilagem saudável tem propriedades viscoelásticas e de compressão únicas que se devem à sua matriz extracelular composta principalmente por proteoglicanos e colagénio de tipo II.

A composição da cartilagem saudável consiste em :

- Celular (condrócitos):1-2%
- Fase líquida: 70-80 %
- Fase sólida: 20-30 % Colagénio tipo II e outros, proteoglicanos.

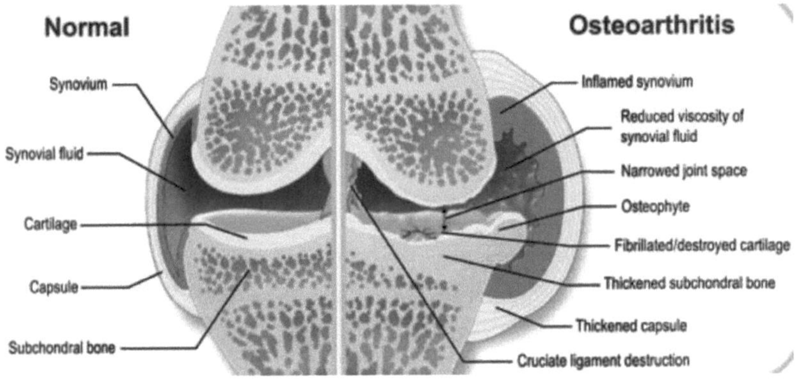

Esta matriz está sujeita a um processo contínuo de remodelação em condições normais, em que as actividades das enzimas degradativas e sintéticas são equilibradas para manter o volume normal da cartilagem.

Na cartilagem osteoartrítica, há uma extensão excessiva das enzimas de degradação da matriz que altera o equilíbrio a favor da degradação líquida, o que resulta na perda de colagénio e proteoglicanos da matriz. No período inicial, os condrócitos proliferam e sintetizam quantidades elevadas de proteoglicanos e moléculas de colagénio em resposta a esta degradação. Mas à medida que a doença progride, as tentativas de reparação são ultrapassadas pela degradação progressiva da cartilagem. Inicialmente, surgem fibrilhação, erosão e fissuras na camada superficial da cartilagem, que progridem gradualmente para as camadas mais profundas, resultando em grandes erosões clinicamente observáveis. Inicialmente, a cartilagem articular rompe-se, expondo o osso subcondral, que fica danificado e acaba por formar osteófitos. Devido a estes osteófitos, pode ocorrer inflamação periódica na articulação do joelho, devido à irritação dos tecidos moles circundantes.

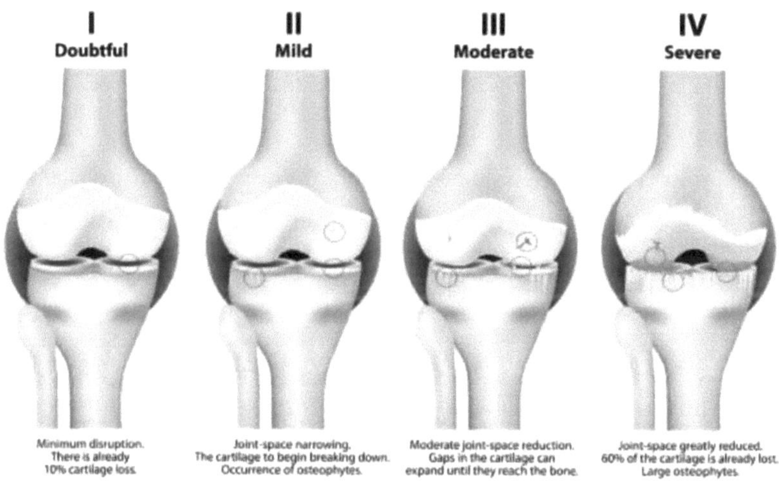

PATOGENESE

A patogénese da OA do joelho progride de acordo com as seguintes fases

- **Alterações da cartilagem articular:** A fraqueza da cartilagem articular é causada pela perda de proteoglicanos da superfície da cartilagem articular (CA), o que provoca uma diminuição do teor de água na cartilagem, predispondo-a assim mais ao desgaste.
- **Fibrilhação** - Inicialmente, desenvolvem-se superficialmente múltiplas e

minúsculas fissuras superficiais e depois, gradualmente, na camada mais profunda da CA. À medida que o tecido mais profundo da cartilagem fibrila, os pedaços quebram-se, acumulando-se na sinóvia e o osso subcondral fica cada vez mais exposto.

- **Sinovite secundária** - Em resposta a flocos osteocartilagíneos do tipo corpo estranho na sinóvia da articulação, é desencadeada uma reação inflamatória e a sinóvia torna-se hiperémica e hipertrofiada.
- **Alterações no osso subcondral** - Ocorre neovascularização no osso subcondral. Isto resulta no espessamento do osso subcondral na área exposta devido à reabsorção óssea osteoclástica e ao aumento da atividade dos osteoblastos adjacentes.
- **Queimadura** - O osso subcondral **exposto** esfolia a superfície articular oposta à medida que a articulação se move. Torna-se eburnado, brilhante e liso.
- **Quistos ósseos subcondrais** - Estes quistos formam-se quando a sinóvia flui para o espaço da medula óssea na sequência de uma fissura no osso subcondral queimado.
- **Desenvolvimento de osteófitos** - Nas fases mais avançadas da OA do joelho, desenvolvem-se esporões ósseos conhecidos como osteófitos.

SINAIS E SINTOMAS

A osteoartrite é uma doença degenerativa crónica que afecta principalmente a cartilagem articular das articulações sinoviais, com eventual remodelação óssea e crescimento excessivo das margens das articulações, caracterizada por

1. **Sensibilidade** - Devido a alterações inflamatórias, a articulação do joelho fica sensível ao toque. Na maioria dos casos relatados, é mais provável que a sensibilidade se situe na linha articular medial do joelho, correspondendo à OA da articulação tibiofemoral medial. A pele da articulação do joelho pode

parecer vermelha ou quente.

2. **Inchaço** - a OA do joelho pode causar inflamação periódica devido à formação de osteófitos ou de fluidos extra na cavidade articular. O inchaço pode ser mais visível após um longo período de inatividade, por exemplo, depois de acordar de manhã ou de se levantar após uma ou duas horas sentado.

3. **Dor** - É mais provável que a dor na OA do joelho se desenvolva de forma lenta e gradual, embora nalguns casos seja também relatado um início agudo e súbito da dor. No início, a dor pode ser sentida de manhã ou após um período de inatividade. À medida que a doença progride patologicamente, os joelhos chegam a doer ao subir escadas, ao levantar-se de uma posição sentada, ao ajoelhar-se ou simplesmente ao caminhar. Esta dor agrava-se com as mudanças de tempo e pode também dificultar o sono noturno.

4. **Rigidez durante menos de 30 minutos** - a dificuldade em movimentar a articulação a partir de um estado de repouso ou de manhã cedo devido à proteção conservadora dos tecidos moles à volta da articulação, que pode durar até 30 minutos ou mais, é um sinal clássico de OA do joelho.

5. **Sons de estalos e estalos** - estes sons, conhecidos como crepitação ou uma sensação de moagem nos joelhos durante o movimento, podem ocorrer devido à perda de alguma da cartilagem lisa que ajuda a suavizar a amplitude de movimento. Os ruídos e a moagem são o resultado de superfícies rugosas e esporões ósseos que se esfregam uns contra os outros na OA do joelho.

6. **Limitação da amplitude de movimento** - Devido à diminuição do espaço articular, à presença de osteófitos e de resíduos inflamatórios, juntamente com a fraqueza muscular, é cada vez mais difícil para as articulações do joelho deslizarem normalmente, o que dificulta ou impossibilita a realização de movimentos bastante simples. Sente-se uma maior restrição da amplitude de

movimento ao subir escadas ou ao tentar agachar-se no chão. A restrição da ADM agrava-se com o tempo, tornando mais tarde difícil até andar sem apoio.

7. **Instabilidade** - com o tempo e sem tratamento nos casos de OA do joelho, os músculos e os ligamentos do joelho enfraquecem e toda a estrutura da articulação pode tornar-se instável, fazendo com que a articulação do joelho ceda ou se dobre. Estes sintomas, por muito frequentes que sejam, não são consistentes com o tempo ou a dor.

As deficiências físicas comuns associadas à OA do joelho são a dor, a diminuição da amplitude de movimento e a fraqueza do músculo quadricípite, para além dos episódios de instabilidade do joelho.

A osteoartrite do joelho contribui significativamente para as limitações funcionais e para a incapacidade dos idosos. As deficiências físicas associadas à OA do joelho incluem a dor, a perda de movimento e a diminuição da força do músculo quadricípete femoral, que se acredita contribuírem para a incapacidade física e para a progressão da doença. A fraqueza do quadricípete e a inibição artrogénica do quadricípete podem influenciar diretamente a estabilidade da articulação, alterar a coordenação dos reflexos neuromusculares e causar fadiga precoce nos músculos dos membros inferiores.

Entre os sinais e sintomas listados da OA do joelho, a rigidez, a dor e as limitações funcionais devido à diminuição da ADM são os principais problemas enfrentados pelos doentes.

RIGIDEZ NA OSTEOARTRITE

Uma apresentação comum da OA do joelho é a rigidez da articulação. Num joelho osteoartrítico, há um desgaste contínuo da cartilagem articular (um tecido firme e elástico que amortece os ossos nas articulações e que permite que os ossos deslizem

uns sobre os outros) devido à fricção repetida dos ossos opostos da articulação uns contra os outros. As novas células de cartilagem podem também crescer na articulação para compensar a cartilagem deteriorada ou em falta, mas infelizmente aumentam ainda mais a fricção na articulação do joelho devido aos seus padrões irregulares e irregulares. Este facto provoca frequentemente rigidez e inchaço na articulação, tornando o joelho rígido e menos flexível, o que leva a uma restrição da amplitude de movimentos da articulação.
A formação de pequenos crescimentos ósseos conhecidos como osteófitos e a instabilidade associada da articulação devido a tendões e ligamentos esticados ou destruídos são os outros factores que contribuem para a rigidez do joelho. De acordo com a queixa do doente, a rigidez é mais pronunciada após um período de inatividade prolongada, especialmente de manhã ou após um longo período sentado, mas a rigidez desaparece normalmente em 30 minutos, especialmente se a articulação for movimentada. A rigidez pode ou não ser acompanhada de inchaço.

DOR NA OSTEOARTRITE

A dor é o sintoma mais comum da osteoartrite do joelho. A dor é normalmente causada pelo desgaste contínuo da cartilagem, pela fricção dos ossos uns contra os outros e pelo estiramento associado dos tendões e ligamentos. Pode ser sentida como uma dor profunda e surda ou como uma dor aguda e intensa na articulação do joelho durante o movimento do joelho. Nas fases iniciais da artrite, a dor desenvolve-se frequentemente em actividades de suporte de peso, como estar de pé ou caminhar durante muito tempo, quando o peso do corpo é colocado sobre o joelho. À medida que a doença progride, a dor também aparece durante outros movimentos, como subir e descer escadas e dobrar o joelho.

FISIOLOGIA DA DOR:

Dor: A sensação subjectiva que acompanha a ativação dos nociceptores, que assinala a localização e a intensidade dos estímulos lesivos para os tecidos, é definida como dor.

Receptores da dor/ Nociceptores: são receptores de adaptação rápida sensíveis a estímulos nocivos ou dolorosos. Estas terminações nervosas livres estão presentes em todo o corpo, especialmente na epiderme, derme, córnea, polpa dentária, membranas mucosas das cavidades oral e nasal e dos tractos respiratório, gastrointestinal e urinário, músculos, tendões, ligamentos, cápsulas articulares e ossos. Têm um limiar de ativação relativamente elevado e são sensíveis a vários estímulos prejudiciais para os tecidos, que podem ser mecânicos, térmicos, eléctricos e químicos. Estímulos mecânicos como o estiramento ou a pressão elevada, estímulos térmicos como o frio ou o calor extremos.

Os nociceptores são ainda classificados em três tipos:

1. Nociceptores mecanossensíveis (de fibras Aδ), que são sensíveis a estímulos mecânicos intensos (como beliscar com um alicate) ou a lesões nos tecidos.
2. Nociceptores sensíveis à temperatura (termossensíveis) (de fibras Aδ), que são sensíveis ao calor e ao frio extremos.
3. Nociceptores polimodais (de fibras C), que são sensíveis a estímulos nocivos de natureza mecânica, térmica ou química. Estímulo químico que podem ser produtos químicos aplicados externamente, por exemplo, ácidos ou produtos que estão presentes no interior do corpo e que são libertados após um traumatismo, uma inflamação, etc., tais como bradicininas, prostaglandinas, serotonina, histamina, citocinas, iões de hidrogénio, 5-hidroxitriptamina, iões de potássio ou ácido lático libertado após exercícios pesados, etc.

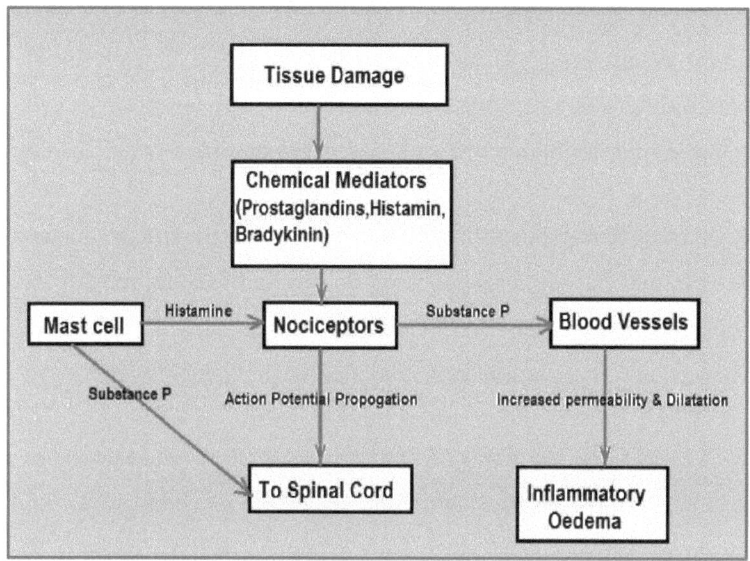

A partir destas terminações nervosas livres, as fibras nervosas aferentes transmitem o potencial de ação à medula espinal e aos centros superiores do SNC: Fibras Aβ, fibras Aδ e fibras C.

Classificação das fibras nervosas: de acordo com o tamanho e a velocidade de condução:

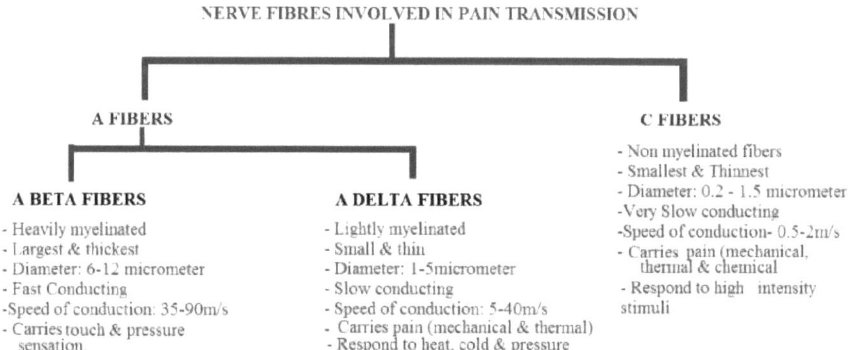

Fibras do tipo Aβ: Estas fibras são fibras mielinizadas e são as mais espessas (diâmetro

- 612 micrómetros) e as que conduzem mais rapidamente, com uma velocidade de condução de 35-90 m/seg. Exemplos de fibras do tipo A são as fibras esqueleto-motoras, as fibras fusimotoras e as fibras aferentes da pele, que provocam uma dor rápida ou transitória com danos mínimos nos tecidos. A sua duração é curta.

Fibras de tipo Aδ: Estas fibras são mielinizadas e têm um tamanho médio (diâmetro de 1-5 micrómetros), ou seja, são mais pequenas do que as fibras do tipo Aβ, mas maiores do que as do tipo C, com uma velocidade de condução de 5-40 m/seg. Exemplos de fibras do tipo B são as eferentes autonómicas pré-ganglionares.

Fibras do tipo C: Estas fibras são fibras não mielinizadas e são as mais pequenas e finas (diâmetro de 0,2-1,5 micrómetros) com uma velocidade de condução de 0,5-2 m/seg, o que mostra que têm a condução mais lenta. Exemplos de fibras do tipo C são as eferentes autonómicas pós-ganglionares e as fibras aferentes da pele. Estas transportam a dor de forma lenta ou prolongada devido a danos extensos nos tecidos. O processo envolve a libertação de mediadores químicos como a bradicinina, a histamina, a prostaglandina, a substância P e a 5-HT.

Via da dor: Estas fibras nervosas nociceptoras aferentes entram na medula espinal através da raiz dorsal e estabelecem ligações sinápticas com

1. 1º- Inter neurónio .

2. 2º - neurónio de segunda ordem (célula T ou célula de transmissão).

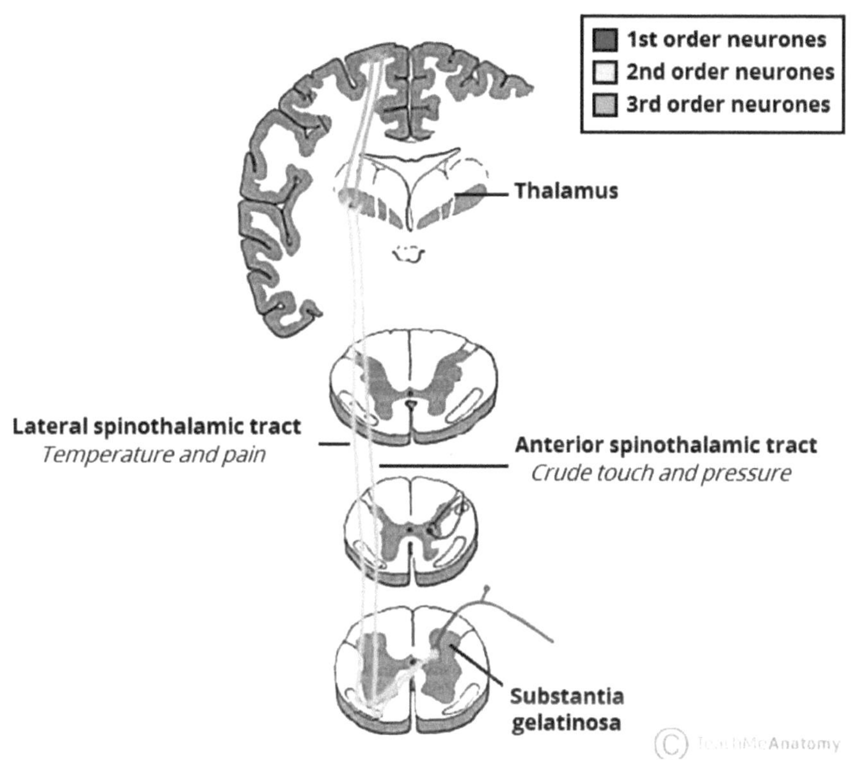

Os neurónios de segunda ordem transmitem a informação para o centro superior através do **trato espinotalâmico lateral**, no lado contra-lateral da medula espinal, depois de atravessarem a linha média. Agora, estes neurónios ascendentes atingem os núcleos ventrobasais do tálamo e terminam nos neurónios de terceira ordem. Estes neurónios de terceira ordem transmitem a informação ao córtex cerebral. A mesma informação passa para os centros superiores através do trato espinoreticular multissináptico.

CAPACIDADE FUNCIONAL NA OSTEOARTROSE:

Os doentes com OA do joelho apresentam uma diminuição da capacidade funcional que pode dever-se a vários factores contributivos, como a dor nas articulações, a rigidez e a diminuição da força dos músculos dos membros inferiores, o que acaba por resultar na limitação das AVD. No entanto, a perda da cartilagem hialina da articulação é descrita como o principal fator causal da OA, mas a deficiência muscular associada à OA do joelho é a principal causa subjacente da limitação funcional, que resulta gradualmente em disfunção muscular, que pode ser a verdadeira causa da destruição da cartilagem. Por conseguinte, o tratamento da OA do joelho não pode centrar-se apenas na cartilagem doente, devendo também ser tida em conta a gestão dos músculos afectados.

Os doentes com OA do joelho apresentam normalmente fraqueza do músculo quadricípite devido ao facto de evitarem actividades dolorosas que têm um papel vital nas nossas actividades diárias, como andar, levantar-se da posição sentada, subir e descer escadas. Este tipo de inibição da dor ou desuso do músculo leva a uma redução da capacidade de geração de força no quadríceps, que pode ser atribuída à atrofia muscular, bem como à inibição muscular, que é a incapacidade de ativar o músculo de forma completa e voluntária. Por conseguinte, o tratamento clínico da OA do joelho deve também centrar-se no reforço do músculo quadricípite para restaurar a capacidade funcional do doente.

O QUE É A TENS?

O TENS é uma modalidade eletroterapêutica que um fisioterapeuta utiliza para controlar a dor do doente. TENS significa Transcutaneous Electrical Nerve Stimulation (estimulação eléctrica nervosa transcutânea).

A TENS é uma intervenção barata e não invasiva utilizada para gerir uma grande variedade de condições dolorosas. É frequentemente utilizada como uma opção não farmacológica para aliviar a dor crónica e pós-operatória. Na TENS, os eléctrodos são colocados na pele à volta da área da dor, proporcionando uma estimulação sensorial ou uma ligeira contração muscular. Devido a isto, o doente sentirá uma sensação ligeira e confortável de alfinetes e agulhas ou de formigueiro por baixo do elétrodo TENS. A TENS é

O que ajuda a inibir ou a interromper temporariamente uma parte da dor produzida pelo corpo, que passa a interpretar a sensação de formigueiro em vez da perceção da dor real.

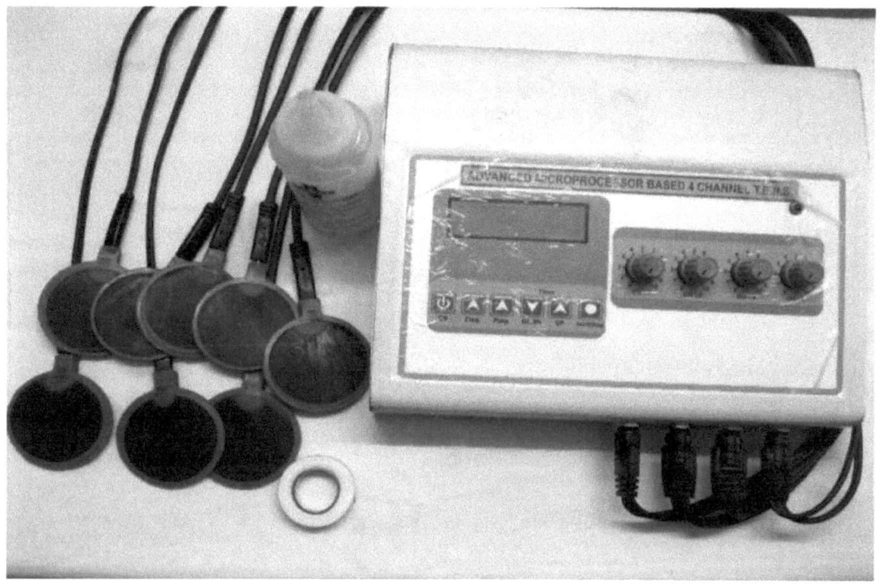

Por conseguinte, pode ser utilizado de forma cilíndrica tanto em situações agudas como crónicas. Os doentes com dor crónica podem tolerar actividades diárias e programas de exercício que, sem a TENS, poderiam ser comprometidos devido à dor. Por outro lado, em doentes com condições agudas, a TENS combinada com a crioterapia pode ser útil para reduzir a inflamação e a dor agudas.

PARÂMETROS DE ESTIMULAÇÃO DA MÁQUINA DE TRACÇÃO

- **Corrente:** a TENS é uma corrente pulsada
- **Forma de onda:** A forma de onda de uma corrente refere-se simplesmente à sua forma, tal como é vista num gráfico de amplitude versus tempo. Normalmente, a forma de onda da TENS é retangular bifásica assimétrica ou retangular bifásica simétrica. A natureza bifásica do impulso significa que, normalmente, não existe qualquer componente DC líquida (frequentemente descrita no folheto do fabricante como "DC líquida zero"), minimizando assim quaisquer reacções

cutâneas devidas à acumulação de electrólitos sob os eléctrodos.

- **Frequência:** A frequência de uma corrente refere-se ao número de impulsos fornecidos por segundo. A frequência da forma de onda da unidade T.E.N.S. pode variar de aproximadamente 1-250Hz, dependendo do modelo.
- **Duração/largura do impulso:** A duração do impulso é geralmente definida como a duração apenas do componente positivo da forma de onda. A duração (ou largura) de cada impulso pode variar entre cerca de 40 e 250 micro segundos (ms).
- **Intensidade/Amplitude:** A intensidade refere-se à magnitude da corrente ou tensão aplicada pela unidade TENS. A intensidade da corrente (força) situa-se normalmente no intervalo de 0 a 80 mA. Embora se trate de uma corrente pequena, é suficiente para despolarizar o nervo sensorial, que é o principal objetivo da terapia.

TIPOS DE TENS: baseados em diferentes combinações de frequência, duração do impulso e intensidade que determinam o tipo de fibra nervosa estimulada e, por conseguinte, o mecanismo de inibição da dor.

1. TENS convencional: ou TENS de alta frequência/baixa intensidade.
2. TENS de acupunctura: ou TENS de baixa frequência/alta intensidade.
3. TENS de comboio de explosão
4. TENS breve e intenso

PARÂMETROS DAS DEZENAS ALTAS E BAIXAS:

TENS elevado: O TENS de alta frequência/baixa intensidade é o modo de TENS mais utilizado clinicamente. Os parâmetros de estimulação incluem baixa intensidade e alta frequência (acima de 100 Hz) com uma duração de impulso curta (50-80 µs). Esta combinação de parâmetros estimula as fibras nervosas aferentes A. Ao estimular as fibras aferentes A, este modo de TENS consegue uma inibição pré-sináptica da dor através do mecanismo segmentar da coluna vertebral. Por conseguinte, o início e o fim do efeito analgésico são relativamente rápidos devido a mecanismos neurofisiológicos locais.

Os seus parâmetros incluem uma frequência baixa (normalmente 1-4Hz) e uma intensidade elevada (suficientemente forte para produzir contracções musculares visíveis) com uma duração de impulso longa (~200μs). Estimula as fibras nociceptivas Aδ e C e as pequenas fibras motoras. Produz parestesia e contração muscular do tipo twitching. A libertação de opiáceos endógenos através do sistema descendente de supressão da dor provoca uma analgesia relativamente retardada, mas essa analgesia dura normalmente mais tempo do que com a TENS convencional.

TENSÃO E RIGIDEZ, DOR E INCAPACIDADE FUNCIONAL - ALGUMA CORRELAÇÃO?

A osteoartrite do joelho é uma doença muito dolorosa que limita frequentemente as actividades de vida diária. À medida que a osteoartrite do joelho progride, a frequência das caminhadas devido à dor no joelho diminui, o que resulta na perda de força dos músculos da perna. Se houver uma diminuição da força dos músculos que protegem o joelho, este fica exposto a uma carga acrescida. Para evitar este ciclo vicioso, é necessário iniciar o tratamento o mais rapidamente possível. A introdução de um tratamento precoce pode controlar a dor e atrasar a progressão da doença.

Os programas de exercício tradicionais para pessoas com OA do joelho têm-se centrado principalmente na abordagem das limitações da força muscular das extremidades inferiores, da mobilidade articular e da capacidade aeróbica. Embora estes programas possam ser eficazes na melhoria destas deficiências, não proporcionam ao indivíduo a exposição a outros desafios das funções motoras (por exemplo, paragens rápidas, viragens e mudanças de direção; desafios ao equilíbrio; negociação de obstáculos) que podem ser encontrados durante as capacidades funcionais diárias.A função física global pode ser melhorada se os indivíduos com OA do joelho estiverem mais bem preparados para lidar com estes desafios da função motora. Esta melhoria da função física global pode ser conseguida se os indivíduos forem expostos a esses desafios da função motora em conjunto com os programas tradicionais de terapia de exercício baseados na deficiência.

Petrossimone BG et.al.(2011) também apoiou o mesmo no seu trabalho em pacientes com diagnóstico radiográfico de osteoartrite, em que os sujeitos foram selecionados e divididos em três grupos (TENS e exercício, simulação e exercício e apenas exercícios de fortalecimento - grupo). Ficou provado que a TENS, juntamente com exercícios, ajuda muito a melhorar a ativação do quadricípite, bem como os resultados funcionais em doentes com OA do joelho.

Investigações anteriores estudaram a relação entre a força do quadricípete e a OA do joelho e também descobriram a eficácia dos exercícios de fortalecimento do quadricípete na capacidade funcional em doentes com OA do joelho, mas apenas alguns estudos comparam o efeito da TENS alta ou baixa juntamente com o fortalecimento do quadricípete na capacidade funcional em doentes com OA do joelho.

Para além dos exercícios de fortalecimento tradicionais, como o treino físico, a TENS é habitualmente utilizada pelos fisioterapeutas no joelho com OA· A TENS envolve a aplicação de corrente eléctrica à pele em diferentes frequências, durações e intensidades. Isto resulta num grande recrutamento de fibras nervosas sensoriais e mecanorreceptores· Estudos anteriores mostraram que a TENS aumenta os limiares de dor por pressão em pessoas saudáveis e reduz a hiperalgesia mecânica e térmica em animais com artrite. Vários estudos examinaram a eficácia da TENS no controlo da dor no joelho. Mas o efeito de várias frequências de TENS ainda não foi comparado na osteoartrite do joelho.

A correlação entre a asteoartrite do joelho e a rigidez e o efeito de vários exercícios e modalidades eltroterapêuticas já foi estudada, mas há mais espaço para estudar o efeito da TENS na rigidez em doentes com OA do joelho.

PAPEL DO TRATAMENTO CONVENCIONAL:

A dor em doentes com osteoartrite do joelho é um problema clínico comum em todo o mundo, que mais tarde se associa a rigidez e incapacidade funcional. Devido ao envelhecimento, ocorrem alterações degenerativas no corpo humano que agravam ainda mais estes sintomas. Por outras palavras, a causa da OA do joelho é multifatorial. Os fisioterapeutas desempenham um papel importante como profissionais de saúde no tratamento e reabilitação de doentes com dor no joelho devido à OA.

Objetivo da Fisioterapia :

- Para reduzir os níveis de dor.
- Para melhorar a atividade funcional e restaurar a capacidade funcional.
- Reduzir os factores de risco e o stress para proteger a articulação de mais danos.
- Prevenir a incapacidade e melhorar a saúde física e manter a força muscular.

Capítulo 2

2. A QUESTÃO DE INVESTIGAÇÃO

ENUNCIADO DA QUESTÃO

Existe alguma diferença entre os efeitos do TENS alto e baixo em vários parâmetros (mobilidade, dor, resultados funcionais e limiar de dor por pressão) em doentes com osteoartrite do joelho?

METAS E OBJECTIVOS

OBJECTIVOS:-Descobrir se existe alguma diferença significativa na eficácia da TENS alta e baixa na melhoria da dor (NPRS), da sensibilidade à dor (PPT), da mobilidade (TUG) e da incapacidade funcional (WOMAC) em doentes com osteoartrite do joelho.

OBJECTIVO:-Comparar o efeito da TENS alta (100Hz) e da TENS baixa (4Hz) em doentes com osteoartrite do joelho.

HIPÓTESE

Hipótese alternativa

H1.Existe uma diferença significativa entre os efeitos da TENS alta e baixa na melhoria da intensidade da dor (medida pela NPRS) em pacientes com osteoartrite do joelho.

H2. Existe uma diferença significativa entre os efeitos da TENS alta e baixa na melhoria da dor durante o movimento (medida pelo TUG).

H3.Existe uma diferença significativa entre os efeitos da TENS alta e baixa na melhoria dos resultados funcionais (medidos pelo WOMAC).

H4. Existe uma diferença significativa entre os efeitos da TENS alta e baixa na melhoria da sensibilidade à dor (medida pelo limiar de dor à pressão)

Hipótese nula

H01. Não há diferença significativa entre os efeitos da TENS alta e baixa na melhoria da intensidade da dor (medida pela NPRS) em pacientes com osteoartrite do joelho.

H02. Não existe diferença significativa entre os efeitos da TENS alta e baixa na melhoria da dor durante o movimento (medida pelo TUG).

H03. Não existe diferença significativa entre os efeitos da TENS alta e baixa na melhoria dos resultados funcionais (medidos pelo WOMAC).

H04. Não existe diferença significativa entre os efeitos da TENS alta e baixa na melhoria da sensibilidade à dor (medida pelo limiar de dor à pressão).

Capítulo 3

3. REVISÃO DA LITERATURA

Cherian JJ, Harison PE et al (2015) estudaram os efeitos da estimulação eléctrica nervosa transcutânea na dor e na função da osteoartrite do joelho e sugeriram que a TENS é um complemento seguro e eficaz como parte do espetro dos actuais métodos de tratamento não operatório da osteoartrite do joelho.

Beckwee et.al (2012) determinaram a eficácia da TENS na dor, bem como na Sensibilização Central em pacientes com OA do joelho. Foi um protocolo de 6 semanas. Os parâmetros foram NPRS, WOMAC, limiar de dor por pressão, somação temporal e estímulos nocivos difusos. Os resultados mostram que 40 minutos de tratamento com TENS podem proporcionar um grande efeito analgésico quando comparados com 20 e 40 minutos.

Shiv kumar et .al (2014) estudaram o efeito da TENS e da NMES na dor no joelho e na capacidade funcional e concluíram que a TENS e a NMES se revelaram muito eficazes na redução da dor no joelho e na melhoria da qualidade de vida funcional.

Firat Altay, Dilek Durmus et al estudaram o efeito da TENS na dor, incapacidade, qualidade de vida e depressão em doentes com OA do joelho e descobriram uma melhoria significativa em todos os parâmetros.

Vance CGT, Rakel BA et al (2012) estudaram os efeitos da TENS na dor, na sensibilidade à dor e na função em pacientes com OA do joelho e concluíram uma melhoria significativa após a aplicação de TENS de alta e baixa frequência em todos os parâmetros.

Karen Grimmer et al (1992) compararam o efeito do High TENS, Burst TENS e Placebo TENS na circunferência, VAS e ROM em pessoas com joelho OA e concluíram que o High rate TENS produz um efeito significativo no alívio da rigidez, alteração da circunferência e VAS em comparação com o modo burst quando administrado durante 30 minutos a joelhos OA. A resposta da TENS ativa mostrou-se mais superior quando comparada com o placebo.

Kelly fitzgerald et al (2003) descobriram que as funções físicas são mais gravemente afectadas pela fraqueza dos músculos do quadricípite em indivíduos com OA do joelho que têm graus mais elevados de QAF. O teste Get up and Go foi utilizado para medir a função do desempenho físico e completar o WOMAC como uma medida de função auto-relatada.

Pearl Law et.al. (2003) compararam o efeito da TENS de alta frequência, da TENS de baixa frequência e da TENS com placebo na ADM, no TUG e na EVA e verificaram uma melhoria significativa em todas as variáveis no grupo da TENS de alta e baixa frequência, mas a melhoria no grupo do placebo não foi significativa.

Brain Noehren, Dana L. Dailey et al(2014) demonstram um ensaio clínico randomizado duplo-cego sobre o efeito da estimulação elétrica nervosa transcutânea na dor, função e qualidade de vida na fibromialgia e constataram a eficácia altamente significativa da TENS na dor com melhoria da função e qualidade de vida.

Osiri M, Welch V et al (2000) estudaram o tratamento de TENS em pessoas com Osteoartrite do Joelho cujos resultados foram descritos pelo Outcome Mcasures in Rheumatology Clinical Trials (OMERACT) 3, que incluiu o alívio da dor, o estado funcional, a avaliação global do paciente, e a alteração na imagem da articulação para estudos de um ano ou mais e encontraram um benefício significativo de diferentes modos de configuração de TENS (High Rate e Strong Burst Mode TENS) no alívio da dor da OA do joelho em relação ao placebo.

Shea Palmer, Melissa Domaille et al (2014) demonstram um Ensaio Controlado Aleatório sobre a Estimulação Eléctrica Nervosa Transcutânea como Adjuvante da Educação e do Exercício para a Osteoartrite do Joelho e constataram a ausência de um efeito adicional da TENS quando combinada com o exercício para a intensidade da dor e para a dor e função.

Capítulo 4

4. METODOLOGIA DE INVESTIGAÇÃO

Fonte de recolha de dados: Hospitais não governamentais, Yamunanagar

Tamanho da amostra: 45 indivíduos

Desenho do estudo: Desenho experimental

Critérios de inclusão:

- Idade entre 50 e 80 anos.
- OA unilateral do joelho.
- OA primária sintomática durante pelo menos 3 meses.
- Preenchimento dos critérios de Altman de osteoartrite idiopática do joelho com base na história e no exame físico:

  Dor no joelho presente com a presença de quaisquer três dos seguintes

  - Mais de 50 anos de idade
  - Menos de 30 minutos de rigidez matinal
  - Crepitação durante o movimento ativo
  - Sensibilidade óssea
  - Aumento ósseo
  - Sem calor palpável da sinóvia
- Sensibilidade na linha articular medial.

Critérios de exclusão:

- Casos diagnosticados de diabetes, doenças neurológicas, neoplasias malignas, artrite reumatoide.
- Cirurgia ao joelho nos últimos 6 meses.
- Doentes que participam em programas de exercício físico e em programas de fisioterapia.

- Feridas abertas e sensações cutâneas defeituosas à volta do joelho.
- Qualquer outra patologia do joelho, como rutura de ligamentos ou fratura.

Método de amostragem: Amostragem aleatória

Instrumentação:

- Máquina TENS:
- Algómetro de pressão: É um instrumento utilizado para medir a sensibilidade do sujeito à dor produzida pela pressão. Neste estudo, foi aplicada uma taxa consistente de força manual, uma vez que, nos estudos sobre o limiar de dor por pressão, se verificou que a taxa de aplicação da força manual deve ser consistente para se obter uma maior fiabilidade.

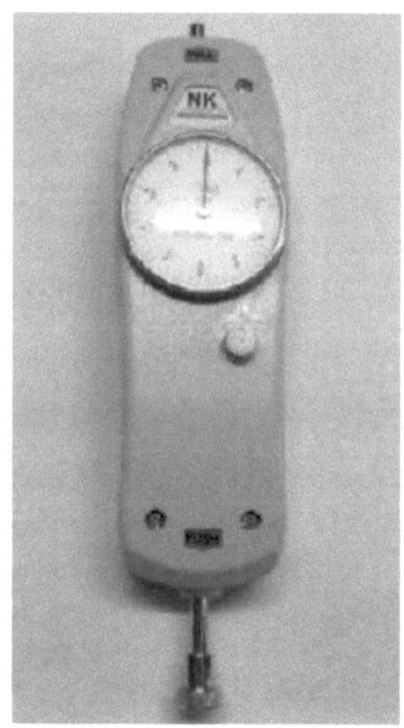

- Fita em polegadas
- Parar o relógio

Procedimento:

Com base nos critérios de inclusão, foram selecionados 48 sujeitos. Foram dadas informações prévias aos sujeitos sobre o objetivo do estudo e, em seguida, foi obtido o seu consentimento informado, depois de obtido o seu consentimento escrito. Após 3 casos de desistência, 45 indivíduos foram finalmente continuaram com o estudo. Estes 45 indivíduos foram distribuídos aleatoriamente por três grupos: grupo HF TENS, grupo LF TENS e grupo placebo TENS. Foi dada ao doente uma breve informação sobre o protocolo, após o que os dados foram obtidos utilizando o formulário de recolha de dados.

Os sujeitos foram instruídos a não participar em qualquer outro programa de tratamento.

Grupo 1: Grupo TENS de alta frequência (HF): Foram selecionados 15 indivíduos, aos quais foi administrado o HF TENS juntamente com o protocolo de exercícios convencionais. Os parâmetros utilizados para o HF TENS foram:

* Frequência = 100 Hz
* Largura do impulso = 50 microssegundos
* Duração: 40 min
- Forma de onda = Retangular
  Intensidade forte e confortável

Grupo 2: Grupo TENS de baixa frequência (LF): Foram selecionados 15 indivíduos. Os sujeitos foram submetidos a TENS LF juntamente com o protocolo de exercícios convencionais. Os parâmetros utilizados para a TENS LF foram:

* frequência= 4 Hz
- Largura do impulso = 200 microssegundos
* Duração: 40 min
- Forma de onda = Retangular
- Intensidade forte e confortável

Grupo 3: Grupo TENS Placebo (grupo de controlo): Foram designados 15 indivíduos, aos quais foi administrada uma TENS Placebo juntamente com um protocolo de exercícios convencionais. Os parâmetros utilizados para a TENS Placebo foram:

◦ Duração: 40 min

o Intensidade a zero

Protocolo de exercícios convencionais :

1. Aquecimento numa bicicleta estacionária (com altura ajustável do assento) 5 minutos 2. Exercícios de reforço dos quadríceps 2 séries de 10 repetições

o Supino SLR alternado com 6 segundos de retenção o Extensão alta do joelho sentado; com 6 segundos de retenção o Quadríceps estático: com 6 segundos de retenção.

3. Exercício de fortalecimento do músculo vasto medial longo em supino 2 séries de 10 repetições.
4. Exercício de fortalecimento dos abdutores da anca 2 séries de 10 repetições - SLR em posição deitada de lado.
5. Arrefecimento: alongamento lento ativo dos isquiotibiais 3 vezes com 6 segundos de retenção.

O MHP foi administrado aos três grupos durante 15 minutos antes de qualquer outro tratamento.

Aplicação TENS:

O doente foi posicionado em decúbito dorsal e foi colocada uma almofada por baixo do joelho para evitar o stress sobre o joelho doloroso. Antes da aplicação da TENS, o doente foi informado sobre a sensação de formigueiro que irá sentir durante o tratamento.

Aplicação de TENS: foram utilizados 2 canais com eléctrodos colocados de forma cruzada no joelho afetado durante 40 minutos, tendo os parâmetros (ou seja, intensidade, frequência, largura de pulso e forma de onda) sido definidos de acordo com o doente. Após algum tempo, a intensidade foi aumentada de acordo com a tolerância do doente. A intensidade foi mantida forte e confortável.

Os parâmetros (PPT em kgs, tempo TUG em segundos, pontos WOMAC e pontos NPRS) foram registados no dia 0, no dia 7 e no dia 14 após a conclusão do tratamento.

Procedimento de registo de vários parâmetros;

1. O limiar de pressão da dor (PPT) foi medido em Kgs utilizando um instrumento conhecido como algómetro de pressão. O sujeito foi instruído a deitar-se em decúbito dorsal numa marquesa e foi-lhe dito que, ao pressionar o ponto sensível, mesmo com uma pressão mínima, lhe causaria dor. Partindo da posição neutra (manómetro a 0), a pressão foi exercida sobre o ponto sensível e o ponteiro rodou então para a leitura em que o doente sente dor. Foram efectuadas três leituras na linha articular medial, com um intervalo de 1 cm. A média foi calculada em kg. Em seguida, o medidor foi reposto a zero antes de efetuar qualquer leitura.
2. O tempo do TUG em segundos foi registado utilizando o Timed Up and Go Test: Foram dadas instruções ao doente para se levantar da cadeira e andar cerca de 9,8 pés, dar uma volta e depois voltar para a cadeira. Foram registadas três leituras do tempo gasto e a média foi calculada em segundos.
3. Os pontos do WOMAC foram registados utilizando o questionário WOMAC (Western Ontario Mac Master Osteoarthritis Index). Trata-se de um questionário auto-referido pelo doente. É utilizado para avaliar a dor, a rigidez e a função física em doentes com osteoartrite da anca e/ou do joelho (OA). O WOMAC é composto por 24 itens divididos em 3 subescalas:
   - Dor (5 itens): ao andar, ao usar as escadas, na cama, sentado ou deitado, e de pé
   - Rigidez (2 itens): ao acordar e ao fim do dia
   - Função física (17 itens): utilização de escadas, levantar-se da posição sentada, estar de pé, curvar-se, andar, entrar/sair de um carro, fazer compras, calçar/descalçar meias, levantar-se da cama, deitar-se na cama,

entrar/sair do banho, sentar-se, entrar/sair da sanita, tarefas domésticas pesadas, tarefas domésticas ligeiras

Cada item contém 4 pontos de acordo com a escala de dificuldade que varia de 0 a 4 (0: sem dor, 1: ligeira, 2: moderada, 3 muito e 4 extremamente). A pontuação total é de 96, o que mede a dor, a rigidez e a limitação funcional. Foi pedido aos sujeitos que preenchessem o questionário e foi obtida uma pontuação individual para cada sujeito.

4. A intensidade da dor foi registada em pontos utilizando a NPRS (escala numérica de avaliação da dor), que é auto-explicativa para os doentes. Foi traçada uma linha de 10 cm no papel e foi pedido ao doente que classificasse a sua dor entre 0 e 10. 0 representa nenhuma dor e 10 representa a pior dor imaginável. A pontuação individual de cada indivíduo foi registada.

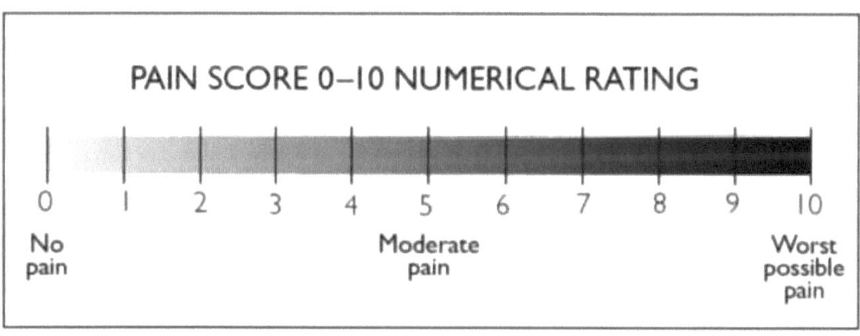

Capítulo 5

5. ANÁLISE DE DADOS

A análise dos dados foi efectuada com o software SPSS 21. p <= 0,05 é considerado significativo. A média e o desvio padrão de todos os quatro parâmetros obtidos no dia 0, dia 7 e dia 14 foram calculados. A análise estatística foi efectuada através do teste T.

Capítulo 6

6. RESULTADOS

Quadro 1: Caraterísticas de base

Groups	Age in years	No. of M & F	Knee pain duration in months
Group 1	57.13 ± 6.51	10 M & 5 F	1.57 ± 1.65
Group 2	63.93 ± 10.47	9 M & 6 F	2.76 ± 2.45
Group 3	61.4 ± 8.59	7 M & 8 F	2.46 ± 2.36

Tabela 2: Análise entre grupos da escala numérica de avaliação da dor

Groups	DAY 0	DAY 7	DAY 14
Group 1&2	-0.61 (p = 0.54)	0.97(p = 0.97)	0.47(p = 0.63)
Group 2&3	0.96 (p = 1)	0.39 (p = 0.00)	-6.61 (p = 0.00)
Group 3&1	-0.98 (p = 0.33)	-6.03 (p = 0.01)	-8.93 (p = 0.00)

Tabela 3: Análise entre grupos do WOMAC

Groups	DAY 0	DAY 7	DAY 14
Group 1&2	-0.61 (p = 0.54)	-1.19 (p = 0.24)	0.47 (p = 0.63)
Group 2&3	0.49 (p = 0.62)	-1.60 (p = 0.11)	-2.51 (p = 0.01)
Group 3&1	-0.23 (p = 0.81)	-6.03 (p = 0.01)	-4.27 (p = 0.00)

Tabela 4: Análise entre grupos do TUG

Groups	DAY 0	DAY 7	DAY 14
Group 1&2	-0.79 (p = 0.10)	1.11 (p = 0.27)	-1.53 (p = 0.13)
Group 2&3	-1.21 (p = 0.23)	0.30 (p = 0.76)	-2.51 (p = 0.01)
Group 3&1	-0.23 (p = 0.81)	-3.68 (p = 0.00)	3.68 (p = 0.00)

Quadro 5: Análise entre grupos do limiar de dor à pressão

Groups	DAY 0	DAY 7	DAY 14
Group 1&2	-0.62 (p = 0.53)	0.94 (p =0.35)	0.37 (p = 0.71)
Group 2&3	-4.15 (p = 0.00)	-0.30 (p = 0.76)	2.72 (p = 0.01)
Group 3&1	-3.19 (p = 0.00)	1.39 (p = 1.73)	3.68 (p= 0.00)

Quadro 6: Análise intragrupo da NPRS

Groups	DAY 0	DAY 7	DAY 14	T value	P value
Group 1	8.13±1.06	5.4±0.98	3.86±1.06	15.02	0.00
Group 2	7.53±0.91	5.06±0.88	3.46±1.24	12.30	0.00
Group 3	7.53±1.30	6.73±1.27	6.4± 1.18	3.90	0.00

Tabela 7: Análise intra-grupo do WOMAC

Groups	DAY 0	DAY 7	DAY 14	T value	P value

Group 1	56.2 ±14.34	32.93±12.74	27.93±13.45	8.68	0.00
Group 2	59.33±13.45	38.33±12.09	26.4±9.94	8.79	0.00
Group 3	61.2±13.39	59.33±11.15	59.86±11.66	1.39	0.18

Quadro 8: Análise intra-grupo do TUG

Groups	DAY 0	DAY 7	DAY 14	T value	P value
Group 1	23.68± 6.25	17.35± 3.33	15.84 ± 2.83	5.79	0.00
Group 2	25.82± 8.22	20.24± 5.05	18.28± 5.48	0.00	0.00
Group 3	24.33 ±8.38	23.26±5.24	23.93± 6.76	0.35	0.72

Quadro 9: Análise intragrupo do limiar de dor à pressão

Groups	DAY 0	DAY 7	DAY 14	T value	P value
Group 1	23.68± 6.25	17.35± 3.33	15.84 ± 2.83	5.79	0.00
Group 2	25.82 ± 8.22	20.24 ± 5.05	18.28 ± 5.48	0.00	0.00
Group 3	24.33 ± 8.38	23.26 ± 5.24	23.93 ± 6.76	0.35	0.72

Quadro 10: Percentagem de melhoria das variáveis

Parameters	Group 1	Group 2	Group 3
NPRS	48.52	50.05	51.1
WOMAC	46.50	51.50	2.12
TUG	29.10	25.20	1.61

Um total de 45 indivíduos com uma média de idades de 60,82 anos foram incluídos no estudo de investigação.

A análise entre grupos foi efectuada através de um teste T independente e verificou-se que não houve melhorias significativas na NPRS, WOMAC, TUG e também no PPT entre os grupos do dia 0 ao dia 14

A análise dentro do grupo foi efectuada utilizando o teste T emparelhado e verificou-se que ocorreu uma melhoria significativa em todos os três grupos do dia 0 ao dia 14 na NPRS. Os grupos 1 e 2 apresentaram melhorias significativas também no WOMAC, TUG e PPT. No entanto, não se registaram melhorias significativas no WOMAC, TUG e PPT no grupo do placebo.

Resultados da análise intra-grupo :

NPRS: Há uma melhoria significativa em todos os três grupos do dia 0 ao dia 14 ($p < 0,05$). A melhoria máxima é observada no grupo Low TENS, ou seja, Grupo 2 (54,50%)

WOMAC: Nos grupos 1 e 2, há uma melhoria significativa no WOMAC ($p<0,05$). A melhoria máxima é observada no grupo Low TENS, ou seja, no Grupo 2 (55,50 %). No entanto, não se registou uma melhoria significativa no grupo Placebo.

TUG: Existe uma melhoria significativa nos dois grupos ($p<0,05$). A melhoria máxima é observada no grupo de TENS elevado, ou seja, no Grupo 1 (33,10%). No entanto, não se registou uma melhoria significativa no grupo Placebo.

PPT: Verifica-se uma melhoria significativa nos grupos 1 e 2 ($p<0,05$). A melhoria máxima é observada no grupo High TENS, ou seja, no Grupo 1 (37,95 %). No entanto, não se registou uma melhoria significativa no grupo Placebo.

Graph 5.2 Comparison of NPRS of all the three groups

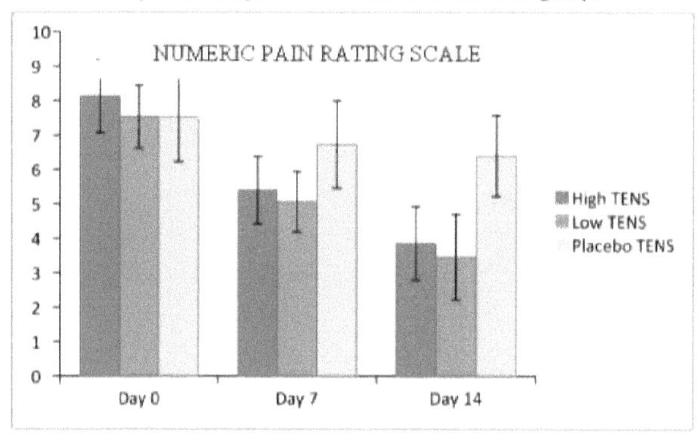

Graph 5.3: Comparison of WOMAC of all the three groups

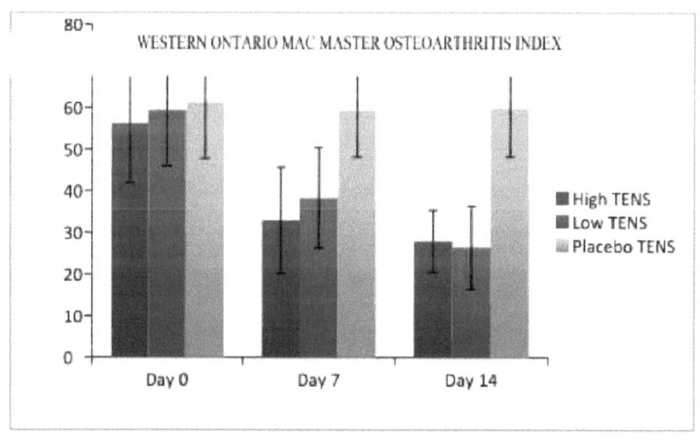

Graph 5.4: Comparison of TUG of all three groups

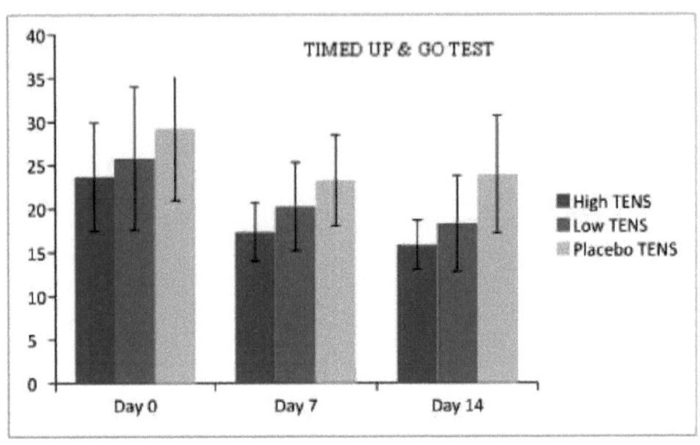

Graph 5.5 Comparison of Pressure Pain Threshold

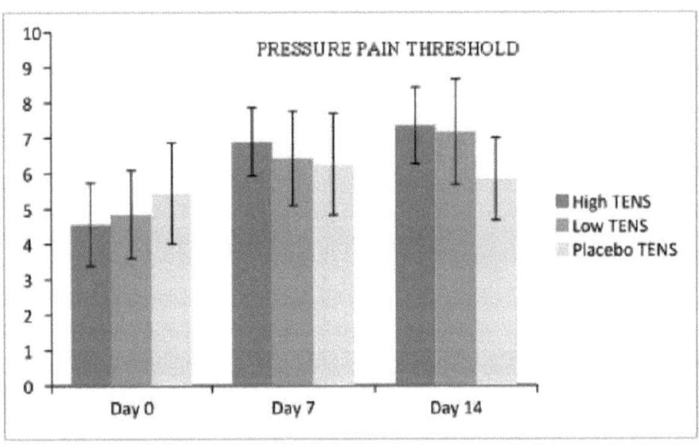

Capítulo 7

7. DISCUSSÃO

O principal objetivo do presente estudo é comparar os efeitos da TENS de alta e baixa frequência em doentes com osteoartrite do joelho. Os resultados mostraram que não há diferença significativa nos efeitos da TENS de alta e baixa frequência entre os grupos em nenhuma das variáveis.

EFEITO DA TENS NO LIMIAR DE DOR POR PRESSÃO: O presente estudo mostra que tanto a TENS alta como a TENS baixa provocam uma redução da hiperalgesia primária observada em doentes com osteoartrite, uma vez que o limiar de dor por pressão aumenta nos pontos sensíveis da linha articular medial. Esta conclusão foi corroborada por Carol grace et al num ensaio controlado e aleatório sobre o efeito da TENS na dor, na sensibilidade à dor e na função em pessoas com OA do joelho. A TENS reduz a excitabilidade dos neurónios nociceptores no SNC e as intensidades mais elevadas produziram uma maior redução da excitabilidade, pelo que é provável que as alterações no PPT com a TENS sejam mediadas pela redução da excitabilidade dos neurónios centrais.Lazarou L, Kitsios A etal (2009) estudaram o efeito da TENS na PPT e na PA em seres humanos saudáveis, ao contrário do resultado do presente estudo, concluíram que a LF e a TENS de alta intensidade mostraram um aumento significativo na PPT em comparação com a HF e a TENS de baixa intensidade devido à inibição segmentar.

EFEITO DA TENS NA HABILIDADE FUNCIONAL: Tanto a NMES como a TENS provaram ser modalidades muito eficazes na redução da dor no joelho e na melhoria da qualidade de vida funcional na investigação efectuada por Shivkumar et .al em indivíduos com OA no joelho. A melhoria funcional pode ser explicada pelo facto de, devido ao aumento do limiar da dor e à diminuição da dor músculoesquelética, o sujeito poder realizar eficazmente várias actividades musculares e movimentos articulares, o que melhora gradualmente a capacidade funcional do sujeito.

Embora o mecanismo exato dos défices de ativação do quadríceps na OA do joelho não seja totalmente conhecido, desempenha um papel crucial na incapacidade funcional do joelho. Este défice pode dever-se em grande parte a uma alteração dos receptores sensoriais da articulação do joelho, que reduz a excitabilidade dos motoneurónios alfa através de mecanismos espinhais e/ou supra-espinhais. Na OA do joelho, vários factores podem alterar a descarga aferente dos receptores sensoriais do joelho, incluindo alterações degenerativas das estruturas articulares, derrame articular, inflamação e laxidez articular. Por conseguinte, o programa de reforço do quadricípete desempenha um papel importante na melhoria das capacidades funcionais. Como se verificou no estudo, a melhoria funcional (TUG &WOMAC) é significativa no grupo placebo, o que indica o efeito dos exercícios de fortalecimento convencionais efectuados. Este facto foi apoiado por Lee et.al. que concluiu que o regime de exercícios de fortalecimento pode ser considerado como um complemento ao tratamento e uma melhor estratégia de reabilitação na redução da dor no joelho.

EFEITO DA TENS NA DOR E NA RIGIDEZ:- Todas as quatro variáveis (dor, função, TUG e PPT) mostraram uma melhoria significativa no grupo. Tanto o TENS alto como o baixo conduzem a uma diminuição da dor e a uma melhoria significativa da rigidez, observada pelo WOMAC e pelo TUG, durante um período de 14 dias. O efeito do placebo e do TENS ativo é o mesmo na dor em repouso, observada pela NPRS, porque os 3 grupos produzem um resultado significativo após 14 dias.

MODULAÇÃO DA TRANSMISSÃO DA DOR POR TENS

A redução da dor com a TENS pode ser explicada pela modulação da dor através do mecanismo da porta da dor, conforme descrito abaixo:

Ao nível da medula espinal

Como o aferente nociceptivo termina no neurónio de 2ª ordem ou nas células T, a excitabilidade desta via pode ser modificada por outros interneurónios presentes no corno dorsal. Na sinapse do terminal aferente nociceptivo e das células T, existe uma influência inibitória das células da Substantia gelatinosa na transmissão. Isto é conhecido como **inibição pré-sináptica** dos terminais aferentes nociceptivos.

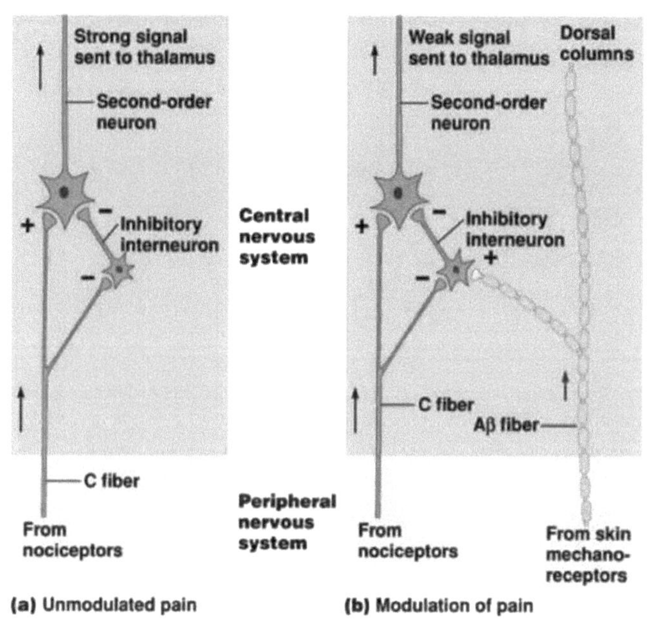

Normalmente, as células da Substantia Gelatinosa são inibidas para permitir que a informação nociceptiva seja transmitida ao centro superior. A TENS é utilizada para estimular as células da Substância Gelatinosa através da ativação de aferentes mecanossensíveis A beta de grande diâmetro e baixo limiar. Isto provoca uma inibição pré-sináptica e impede a transmissão da informação nociceptiva para os centros superiores.

Nos centros superiores: Teoria do controlo do portão da dor

Como se afirma na fisiologia da dor, se a informação nociceptiva continuar a subir pelo trato espinotalâmico lateral da medula espinal, chegará ao córtex cerebral através do tálamo. Quando o estímulo passa pelo tronco cerebral, pode ocorrer uma interação entre a matéria cinzenta periaquedutal (PAG) e o núcleo da rafe (RN) no cérebro médio.

A excitação das células da Substantia Gelatinosa provoca a inibição da transmissão da dor pelo **sistema descendente de supressão da dor**. Os opióides endógenos, as encefelinas e as endorfinas, são libertados pelos interneurónios da substância gelatinosa (que são activados por ramos colaterais interneuronais das fibras A delta) para inibir as fibras C.

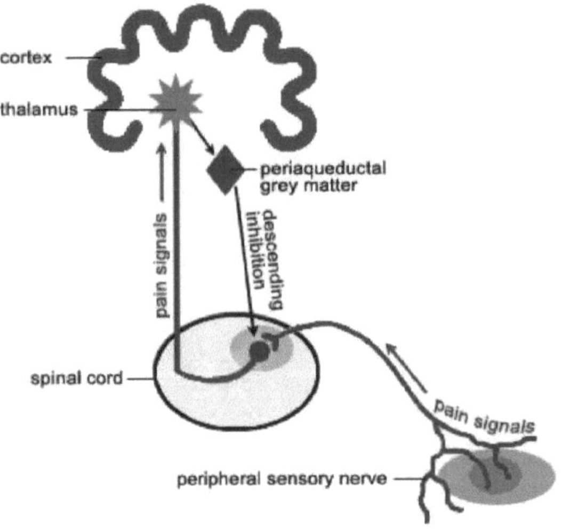

Esta modulação da transmissão da dor através da alteração das influências das diferentes entradas nas células de transmissão é conhecida como **TEORIA DO CONTROLO DO PORTÃO DA DOR**, estabelecida por Ronald Melzack e Patrick Wall em 1965.

EFEITO DE VÁRIOS PARÂMETROS DE TENSÃO NA DOR:

TENS elevado: O TENS de alta frequência/baixa intensidade é o modo de TENS mais utilizado clinicamente. Os parâmetros de estimulação incluem baixa intensidade e alta frequência (acima de 100 Hz) com uma duração de impulso curta (50-80 μs). Esta combinação de parâmetros estimula as fibras nervosas aferentes A. Ao estimular as fibras aferentes A, este modo TENS consegue uma inibição pré-sináptica da dor através do mecanismo segmentar da coluna vertebral, com um início rápido em menos de 30 minutos após a máquina ser ligada e uma compensação rápida em menos de 30 minutos após a máquina ser desligada. O início e o fim relativamente rápidos do efeito analgésico ocorrem devido a mecanismos neurofisiológicos locais.

Os seus parâmetros incluem uma frequência baixa (normalmente 1-4Hz) e uma intensidade elevada (suficientemente forte para produzir contracções musculares visíveis) com uma duração de impulso longa (~200µs). Activam as fibras A delta para produzir a inibição da transmissão ascendente dos sinais das fibras C e a ativação das vias descendentes, resultando na libertação de endorfinas e encefalina. O principal mecanismo de ação analgésica é extrasegmentar e segmentar por inibição pós-sináptica. Produz analgesia extra segmentar e segmentar com início retardado, superior a 30 minutos após a ativação, e desativação retardada, superior a 1 hora após a desativação. Verifica-se uma ativação de estruturas no mecanismo extra segmentar que formam as vias inibitórias descendentes, como o Nucleus Raphe Magnus, o Nucleus Raphe Gigantocellularis e a substância cinzenta periaquedutal (PAG). O principal resultado desejado é uma contração muscular fásica forte e confortável. A contração muscular fásica produzida durante a TENS baixa gera atividade nas aferências musculares de pequeno diâmetro, levando à ativação das vias inibitórias descendentes.

EFEITO DA INTENSIDADE DO TENS : Cochrane et al Revisão efectuada em 2009 apoiou a utilização de TENS de alta intensidade em pessoas com OA do joelho. No presente estudo, a TENS foi aplicada em intensidades fortes e confortáveis. A intensidade da estimulação foi positivamente correlacionada com a alteração do limiar de dor por pressão produzida pela aplicação da TENS. Neste estudo, a intensidade foi ajustada ao longo do tempo, como é comum na prática clínica. O ajuste da intensidade da TENS durante o tratamento evita a acomodação das fibras nervosas sensoriais às correntes da TENS. A corrente total aplicada com a TENS HF é maior do que a aplicada com a TENS LF. Quando se utiliza a mesma intensidade e duração de pulso.

Estudos anteriores demonstraram que a TENS de baixa frequência tem uma intensidade forte que produz efeitos equivalentes aos obtidos com a TENS de alta frequência numa intensidade forte. A analgesia mediada por opióides ocorre em intensidades sensoriais com TENS de alta e baixa frequência. Assim, o presente estudo forneceu uma intensidade forte e estudou o efeito da frequência nos doentes.

EFEITO DO TEMPO DE TRATAMENTO DA TENS: Este estudo aplicou a TENS durante 40 minutos de tratamento, também apoiado por Gladys L.Y. Cheing et al em 2003, concluindo que a duração de 40 minutos de tratamento da TENS é óptima para o tratamento da dor no joelho provocada pela osteoartrite. O início gradual da analgesia da TENS pode ser explicado pelo tempo de libertação dos opiáceos endógenos, da mesma forma que a compensação gradual pode ser devida ao defeito prolongado das substâncias opiáceas endógenas antes de se decomporem. A resposta ativa da TENS demonstrou resultados superiores quando comparada com o placebo, tal como referido por Karen Grimmer.

Capítulo 8

8. CONCLUSÃO

O estudo concluiu que, embora não exista uma diferença significativa entre os efeitos da TENS alta e baixa entre os grupos em qualquer uma das variáveis (NPRS, TUG, WOMAC e PPT), ambas as TENS podem ser utilizadas eficazmente no tratamento da OA do joelho, uma vez que ambas provocam uma melhoria significativa da dor, da rigidez e das capacidades funcionais em pessoas com OA do joelho.

IMPLICAÇÕES CLÍNICAS:

O estudo forneceu provas dos efeitos benéficos da TENS HF e LF na dor, rigidez e capacidade funcional em doentes com OA do joelho. Este facto pode ajudar o fisioterapeuta clínico a adotar uma abordagem mais clara no tratamento de doentes que sofrem de osteoartrite do joelho.

LIMITAÇÕES DO ESTUDO:

- As medidas de dor e rigidez foram avaliadas através da NPRS e da escala WOMAC devido à indisponibilidade de instrumentos sofisticados e avançados.
- Devido a limitações de tempo por parte do investigador, apenas 14 dias de intervenção foram dados a cada sujeito. Teria sido melhor se a intervenção tivesse sido efectuada durante 4-6 semanas.

SUGESTÕES E PERSPECTIVAS FUTURAS DO ESTUDO:

- O estudo pode ser reproduzido para validar os resultados utilizando uma amostra de maior dimensão.
- O efeito de diferentes parâmetros da TENS na propriocepção articular em pessoas com OA do joelho deve ser estudado.
- O efeito da terapia TENS, para além dos desafios à função motora, poderia ser

introduzido para descobrir o efeito na função física global em pessoas com OA joelho também poderia ser estudado.

- A investigação futura deve também centrar-se no efeito da TENS na hiperalgesia secundária em pessoas com OA .

Capítulo 9

9. ABREVIATURAS UTILIZADAS

- NPRS (escala numérica de avaliação da dor)
- TUG (Timed up and go test)
- PPT (tolerância à dor por pressão)
- WOMAC (Western Ontario and Mc Master University Osteoarthritis Index)
- HF TENS (TENS de alta frequência)
- LF TENS (TENS de baixa frequência)
- TENS (Estimulação eléctrica nervosa transcutânea)
- OA (Osteoartrite)
- SNC (Sistema nervoso central)
- BP (tensão arterial)
- SLR (Straight leg raise)
- CDH (Deslocação congénita da anca)
- ADLs (Actividades da vida diária)

REFERÊNCIAS

1. Vansaase, Van Romunde et al. Epidemiologia da osteoartrite comparação da osteoartrite radiológica na população holandesa com a de outra população de Jo.Ann Rheumatology.48,271,1989.
2. Edstron G . Epidemiologia : Reumatismo nas populações 2nd Edição.
3. Lnkhorst GJ et al. The relationship of functional capacity,pain and isometric and isokinetic torques in osteoarthritis of knee.Scand Journal of Rehabilitation Med. 17,167-72,1985
4. Martin DF, Pathomechanics of Knee Osteoarthritis .Med sports and exercises 1994:14229-1434
5. Crooke TDV et.al caraterísticas da OA em idosos.Clin.rheumatol. dis 1986:155172
6. Cheing GLY, Hui Chan: A disfunção motora de pacientes com OA de joelho em populações chinesas Arthritis Care Resp 2001,42:12-68
7. Philadelphia panel,evidence based clinical practice guidelineson selected Rehab interventions:Phys ther. 2001,42:12-68
8. Walsh, D., The evolution of TENS. Hong Kong Physiotherapy Journal, 2003. **21**: p. 1-4.
9. CG Vance et.al: Effects of TENS on Pain,Pain sensitivity and function in knee Osteoarthritis (Efeitos da TENS na dor, sensibilidade à dor e função na osteoartrite do joelho). Phys.Ther.Journal.july 2012:92(7):898-910
10. G.L Chieng,Pearl Law :Duração óptima de estimulação do TENS no tratamento de joelhos com OA:J.Rehab Med 2004
11. G.L.Chieng.Pearl Law:Frequência de estimulação óptima para o tratamento da osteoartrite do joelho J.Rehab Med.2004;36 220-225
12. E.R. Draper et.al: Improvement in function after the valgus bracing of knee 2000, British editorial Society of bone and joint surgery, 82-B ,7,1001-1004
13. Electrotherapy Explained, Fourth Edition, Val Robertson, Alex Ward John Low e Ann Read

14.Ma YT, Sluka KA. Redução da sensibilização induzida pela inflamação dos neurónios do corno dorsal através da estimulação eléctrica transcutânea do nervo em ratos anestesiados. Exp Brain Res. 2001;137:94-102

15. Karen Grimmer Um estudo controlado e duplamente cego comparando os efeitos do modo de explosão forte e da TENS de alta frequência em joelhos osteoartríticos dolorosos Aust. J.Physiother 1992;38;49-56

16.H.B.Shivkumara et.al; Um estudo comparativo entre a eficácia de NMES e exercícios isométricos do quadríceps versus TENS e exercícios isométricos do quadríceps em pacientes que sofrem de OA aguda do joelho, Journal of Evaluation of Medical and Dental Sciences 2014; Vol.3, Edição 17, 28 de abril: página 4516-4524

17.Pearl P.W.Law, Gladys Chieng ,Does Transcutaneous Elecrtical Nerve Stimulation improves the physical performance in people with Knee Osteoarthritis; Journal of Clinical Rheumatology 10(6):295-9

18. Gladys L.Y. Cheing, Amy Y.Y. Tsui, Sing Kai Lo e Christina W.Y.Hui-Chan, Optimal Stimulation Duration Of TENS in the Management of Osteoarthritis: 35(2) 62-8

19. Gladys Chieng, Pearl.L.W.Law,Frequência de estimulação óptima para o tratamento da osteoartrite nos joelhosOsteoartrite;J.Rehab Med.2004;36 220-22

20. Rengin Guzel, Sibel Basaran, Gulsah Seydaoglu, Fusun Guler-Uysal; Validade, fiabilidade e comparação do índice de osteoartrite WOMAC e do índice algofuncional de Lequesne em doentes turcos com osteoartrite da anca ou do joelho; Clin Rheumatol (2010) 29:749-756

21. Pernille Botolfsen, Jorunn L.Helbostad, James C.Wall Reliabilty and Concurrent Validity of Expanded Timed Up ad Go Test in Older People with Impaired Mobility;Physiother.Res.Int.(2008)

22.Marie Alexandra Ferreira- Valente et.al Validade de quatro escalas de avaliação da intensidade da dor. Revista PAIN 152 (2011) 2399-2404

23.V.Wylde et.al ; Fiabilidade teste-reteste do teste sensorial quantitativo na osteoartrite do joelho e em participantes saudáveis, Osteoarthritis and Cartilage 19(2011) 655-658

24.Ma YT, Sluka KA. Redução da sensibilização induzida pela inflamação dos neurónios do corno dorsal através da estimulação eléctrica transcutânea do nervo em ratos anestesiados. Exp Brain Res. 2001;137:94-102

25. Garrison DW, Foreman RD. Decreased activity of spontaneous and noxiously evoked dorsal horn cells during transcutaneous electrical nerve stimulation (TENS). Pain. 1994;58:309-31

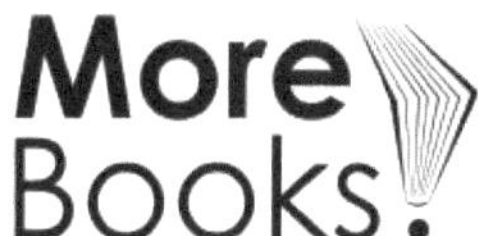

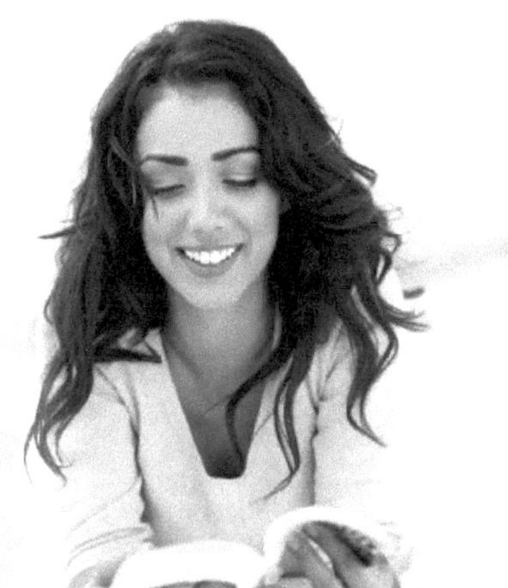

I want morebooks!

Buy your books fast and straightforward online - at one of world's fastest growing online book stores! Environmentally sound due to Print-on-Demand technologies.

Buy your books online at
www.morebooks.shop

Compre os seus livros mais rápido e diretamente na internet, em uma das livrarias on-line com o maior crescimento no mundo! Produção que protege o meio ambiente através das tecnologias de impressão sob demanda.

Compre os seus livros on-line em
www.morebooks.shop

info@omniscriptum.com
www.omniscriptum.com

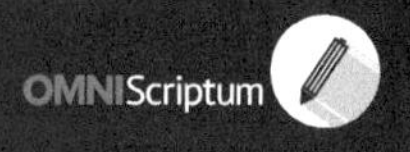

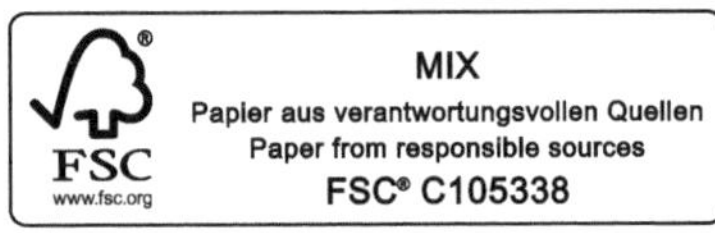

Printed by Books on Demand GmbH, Norderstedt / Germany